AF461032

Vichy

LES

Dyspepsies et leur traitement thermal

PAR

Le Docteur J. GANDELIN

MÉDECIN CONSULTANT A VICHY

PARIS

A. MALOINE, ÉDITEUR

25-27, RUE DE L'ÉCOLE-DE-MÉDECINE, 25-27

—

1912

VICHY

Les dyspepsies et leur traitement thermal

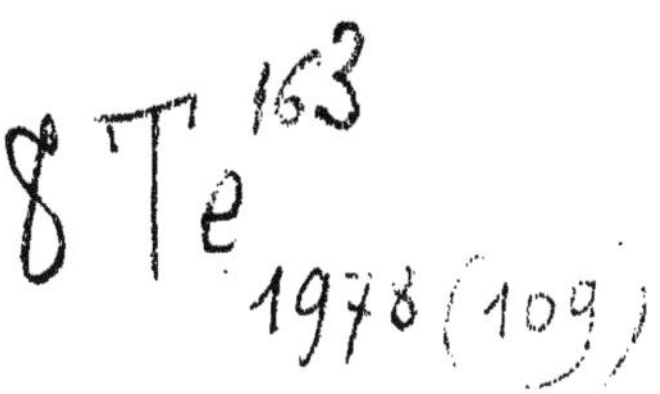

Vichy

LES

Dyspepsies et leur traitement thermal

PAR

Le Docteur J. GANDELIN

MÉDECIN CONSULTANT A VICHY

PARIS

A. MALOINE, ÉDITEUR

25-27, RUE DE L'ÉCOLE-DE-MÉDECINE, 25-27

1912

A MONSIEUR LE DOCTEUR JEAN-CH. ROUX

En témoignage d'admiration et de reconnaissance pour son enseignement si clair, si précis et si pratique.

VICHY

Les dyspepsies et leur traitement thermal

AVANT-PROPOS

Les médecins qui ne sont jamais venus à Vichy, qui n'y ont jamais envoyé leurs malades, ne se doutent pas de la puissance et de l'efficacité de nos eaux dans le traitement des dyspepsies. Ils se figurent que l'envoi des malades aux stations thermales n'est qu'une question de mode. Eh bien! non, c'est inexact. Qu'ils viennent eux-mêmes faire une cure à Vichy, s'ils souffrent de l'estomac, qu'ils y envoient les membres de leur famille, surtout ceux qui sont hyperchlorhydriques, qu'ils osent y envoyer leurs malades, souffrant d'une affection gastrique, qui éprouvent des crampes pénibles ou des douleurs vives à l'estomac de trois à cinq heures de l'après-midi et aussi la nuit vers minuit. Qu'ils envoient les malades atteints d'entéro-colite, ils seront surpris et crieront au prodige, quand ils constateront les résultats de la cure.

Tous les dyspeptiques peuvent retirer un grand avantage du traitement thermal. Il est toujours possible d'améliorer un dyspeptique à Vichy quelles que soient la forme et la cause de sa dyspepsie. Il suffira de choisir la source appropriée, de varier les doses d'eau, les heures des prises, d'y adjoindre quelques petites doses de sulfate de soude, de faire une hydrothérapie bien entendue, de voir journellement ses malades, de les suivre de très près, et de modifier le traitement suivant les indications fournies par les symptômes éprouvés.

Il faut voir fréquemment les dyspeptiques graves, qu'ils soient des dyspeptiques éthyliques ou des dyspeptiques nerveux. Leur moral a besoin d'être soutenu par les conseils répétés de leur médecin. Les dyspeptiques sont souvent des découragés, des tristes, des abouliques, qui désespèrent de guérir. Mais à mesure que leur état gastrique s'améliore, la joie se peint sur leur visage. On voit de la gaieté dans leurs yeux et aussi de la reconnaissance pour le médecin, qui leur a procuré cette amélioration souvent insoupçonnée et qu'ils désespéraient d'avoir jamais. Quel plaisir pour un dyspeptique alcoolique de se mettre à table avec appétit, d'avoir un sentiment d'euphorie, de sentir la vie le pénétrer, au lieu d'éprouver cet état de dépression qu'il subissait auparavant.

Évidemment on peut guérir des dyspeptiques ailleurs qu'à Vichy. Il n'en est pas moins vrai que la cure de Vichy favorise une désintoxication rapide de l'organisme, agit localement sur la muqueuse gastrique, accroît l'énergie déprimée et assure une guérison plus rapide et plus complète que celle obtenue par des médicaments.

Vichy offre une médication naturelle au dyspeptique, de l'eau, un régime, une hydrothérapie. C'est une cure naturiste. Ces cures sont les meilleures, elles n'empoisonnent pas l'organisme par des produits toxiques qu'il faut éliminer ensuite. Quand on peut guérir un malade avec des moyens simples, c'est ceux-là qu'il faut employer, et Vichy nous les offre avec ses eaux.

La dyspepsie est un trouble de la fonction de l'estomac, un trouble de la digestion gastrique dans son sens le plus large. Nous comprendrons dans notre étude sous la dénomination de dyspepsies : les gastrites avec troubles de la fonction gastrique causés par une lésion apparente de la muqueuse gastrique, et les dyspepsies proprement dites qui sont des troubles fonctionnels de l'estomac sans lésions gastriques apparentes.

Pour la classification des dyspepsies et leur étude nous suivrons pas à pas l'enseignement du Dr Jean-Ch. Roux, assistant de consultation spéciale à l'hôpital Saint-Antoine, qui est un exposé clair et pratique des affections gastriques.

Il y a des dyspepsies avec lésions organiques de la muqueuse gastrique qui peuvent être vues anatomiquement. Ce groupe de dyspepsies mérite particulièrement le nom de gastrites.

D'autres dyspepsies sont purement nerveuses et ne peuvent pas être attribuées à des lésions organiques vues anatomiquement. Ce sont les dyspepsies nerveuses.

Il y a enfin une autre classe de dyspepsies consécutives aux affections organiques abdominales et à certaines infections : urémie, urinémie, par exemple les dyspepsies liées à l'appendicite, à l'urémie, etc. Ce sont les dyspepsies secondaires.

Nous avons ainsi la classification suivante :

Premier Groupe. — *Dyspepsies avec lésions gastriques pouvant être vues anatomiquement.*

Gastrite chronique alcoolique ;
Gastrite chronique médicamenteuse ;
Gastrites chroniques diverses (gros mangeurs, vin, café etc.).

Deuxième Groupe. — *Dyspepsies sans lésions gastriques pouvant être vues anatomiquement.*

Dyspepsies nerveuses : Dyspepsie neurasthénique ;
Dyspepsie hystérique ;
Dyspepsie des psychoses (aliénés mélancoliques et anxieux).

Troisième Groupe. — *Dyspepsies secondaires.*

Dyspepsie secondaire à l'appendicite chronique ;
— à la hernie épiploïque ;
— aux ptoses ;
— aux fibromes utérins ;
— aux lithiases ;
— aux affections abdominales génitales ;
— à l'urémie ;
— à l'urinémie.

Les hyper, hypo et anachlorhydrie sont des symptômes qui peuvent se rencontrer dans toutes les dyspepsies. Il en est de même des hyper et hyposthénie, des spasmes. L'atonie gastrique, la dilatation de l'estomac, les fermentations, la flatulence sont encore des symptômes communs à beaucoup de dyspepsies.

Cette classification étant admise, il est facile de faire entrer toutes les dyspepsies dans l'une ou l'autre de ces classes et d'étudier avec méthode la dyspepsie de chaque malade.

Une cure thermale présente des résultats immédiats et des résultats éloignés. Ce que le médecin doit rechercher, ce n'est pas le résultat immédiat, c'est le résultat éloigné. Il est facile à Vichy de soulager immédiatement un dyspeptique et en particulier le dyspeptique hypochlorhydrique. Il suffira de lui donner quelques faibles doses d'eau et de faire fonctionner sa peau par des bains et des douches pour qu'immédiatement l'appétit lui revienne. A mesure que les doses d'eau minérale seront augmentées, l'hypochlorhydrique se trouvera moins bien et son appétit diminuera momentanément, mais nous pensons que les faibles doses qui procurent un soulagement immédiat sont insuffisantes pour maintenir un bon résultat éloigné.

Comme me le disait récemment M. le Dr Nivière de Vichy, les malades véritablement justiciables de la cure de Vichy sont ceux que le médecin peut amener progressivement à absorber d'assez fortes doses d'eau minérale. A ce moment-là la cure devient efficace et ces malades seront reconnaissants à Vichy de leur guérison. Si les doses d'eau sont trop faibles, le dyspeptique hypochlorhydrique recommencera à souffrir de sa dyspepsie quelque temps après son départ de la station thermale. Il faut dans l'intérêt des malades les amener à absorber des doses d'eau assez fortes, c'est-à-dire entre

700 et 900 grammes, pour maintenir longtemps le bénéfice de la cure.

Les avis sont partagés sur l'action des alcalins sur la sécrétion gastrique. Je crois qu'il faut s'en tenir aux conclusions du Dr Linossier et admettre qu'à faibles doses le bicarbonate de soude est un excitant de la sécrétion gastrique. Les hautes doses neutralisent l'acidité gastrique qu'elle soit chlorhydrique ou lactique. Il se passe dans l'estomac les mêmes réactions locales que celles qui ont lieu *in vitro*.

L'action curative du traitement thermal de Vichy est puissante parce qu'elle ne s'arrête pas à l'action locale sur les muqueuses gastrique et intestinale, mais qu'elle agit aussi sur la nutrition.

L'eau de Vichy donne de l'appétit à ceux qui en manquent, calme les douleurs tardives des hyperchlorhydriques, et favorise la désintoxication rapide de l'organisme par la diurèse.

L'intoxication est souvent le fait d'une auto-intoxication gastro-intestinale. Les muqueuses au niveau desquelles les échanges sécrétoires se faisaient mal, récupèrent leur vitalité, et les fonctions normales se rétablissent.

L'eau de Vichy prise aux sources est palliative de la douleur gastrique et curative de la lésion organique de la muqueuse de l'estomac. Après la cure de Vichy les hyperchlorhydriques n'éprouvent plus de douleurs tardives. Leur chimisme gastrique n'est cependant pas modifié, et si les malades ne souffrent plus c'est que la lésion gastrique est guérie. Comme le dit le Dr Albert Mathieu : « Ni l'hyperchlorhydrie, ni l'hypochlorhydrie ne tiennent sous leur dépendance la dyspepsie, il faut se résigner à guérir la dyspepsie sans modifier le chimisme. » C'est ce que l'on fait à Vichy.

La cure de Vichy guérit radicalement la dyspepsie avec hyperchlorhydrie. Il n'y a jamais d'insuccès, mais la guérison dépend beaucoup de la manière d'administrer les eaux. Il est bon de les faire prendre suivant la méthode préconisée par le Dr Salignat, de Vichy, par petites doses fréquemment répétées dans la journée. L'eau qui dans ce cas convient souvent le mieux est l'eau du puits Chomel. Il faut y joindre une hydrothérapie tiède et le résultat est merveilleux.

Il faudra surveiller attentivement les doses d'eau chez les dyspeptiques alcooliques dont le foie est en hypofonction, et ne leur donner tout d'abord que des doses d'eau assez faibles. De fortes doses exciteraient trop vivement le fonctionnement du foie et les résultats éloignés pourraient être défavorables. Si au contraire on a prescrit de faibles doses le foie alcoolique qui était atrophié et torpide se remet à fonctionner lentement. Sous l'influence de l'excitation nouvelle les cellules malades se vitalisent, les cellules anciennes et usées sont détruites, elles disparaissent emportées avec les autres déchets organiques. De nouvelles cellules se forment pour remplacer les anciennes. Les processus vitaux sont accrus et augmentés. Le foie récupère son ancienne énergie et se rajeunit. Telle est l'action des faibles doses d'eau pour un foie très malade. J'entends par faibles doses 400 à 600 grammes d'eau par jour environ comme maximum pendant le traitement. Des doses fortes de 900, 1.000 ou 1.200 grammes ne pourraient pas le plus souvent être supportées, ce qui serait le cas le plus heureux pour ces malades. Ces doses donnent une trop grande excitation au fonctionnement du foie malade, elles dépassent la mesure, et les malades n'en retirent pas les avantages que leur auraient donnés des doses plus faibles.

Dans l'eau de Vichy il y a plus que des composants chimiques inertes:il y a un élément vital, un dynamisme spécial, il y a la radio-activité, il y a aussi des particules ténues infinitésimales, colloïdes, ferments minéraux, ions, électrolithes, cellules ou molécules constituant des vies séparées, maintenues, réunies ensemble par une force de cohésion, pour former le corps de l'eau. C'est l'*x* vital, c'est l'inconnue que les biologistes recherchent, c'est le principe du vitalisme des eaux thermales. L'organisme assimile ces vies séparées pour se vitaliser lui-même, et s'imprimer un mode vibratoire harmonique concordant avec l'état de santé, tandis que la maladie est un mode vibratoire désharmonique.

Cette hypothèse physiologique de l'action de l'eau de Vichy paraît vraisemblable et nous l'admettons provisoirement, en attendant une explication plus claire et plus plausible que nous sommes prêts à accepter, aussitôt qu'elle nous aura convaincu.

CHAPITRE PREMIER

Premier groupe. — *Dyspepsies avec lésions gastriques pouvant être vues anatomiquement.*

Gastrites chroniques :

Gastrite chronique alcoolique ;
Gastrite chronique médicamenteuse ;
Gastrites chroniques diverses (gros mangeurs, vin, café, etc.).

Gastrites chroniques

Les gastrites chroniques constituent notre premier groupe des dyspepsies.

Nous laisserons de côté les gastrites aiguës, qui sont des inflammations aiguës de l'estomac, causées par des liquides caustiques, potasse, acides divers, etc., ou par des maladies infectieuses avec manifestations gastriques (embarras gastrique, fièvre saisonnière gastrique, etc...).

Les gastrites chroniques sont des inflammations chroniques de l'estomac, qui sont suffisantes pour faire souffrir les malades. Dans les gastrites chroniques il y a une lésion organique de la muqueuse de l'estomac qui peut être vue anatomiquement. Les études nécropsiques des lésions organiques de la muqueuse gastrique sont rares. Néanmoins des lésions de l'estomac ont été observées, lésions de gastrite atrophique, lésions du tissu muqueux, lésions plus profondes. Les lésions de la gastrite chronique et celles de l'ulcère de l'estomac ne sont qu'une question de degré. A la suite d'une inflammation de l'estomac, il y a un foyer de nécrose qui se termine par une ulcération, et l'ulcère de l'estomac se trouve ainsi constitué.

Causes. — La cause la plus fréquente des gastrites chroniques est une alimentation peu hygiénique. Le vin, le café, quand on en prend cinq à dix tasses par jour, l'alcool sous toutes ses formes, les médicaments provoquent souvent une irritation locale de la muqueuse stomacale.

Les aliments pris trop chauds ou trop froids, ingérés sans une mastication suffisante, les repas pris trop rapidement sont souvent une cause de gastrite.

Les dents sont faites pour ménager le travail de l'estomac, et celui-ci est un organe de défense pour protéger l'intestin. Il faut donc manger lentement et bien mastiquer les aliments ; il faut surveiller la dentition chez les dyspeptiques.

Une dyspepsie d'ordre simplement fonctionnel au début peut devenir plus tard une gastrite avec lésion de la muqueuse.

Mais le plus souvent pour déterminer une lésion de gastrite il faut une prédisposition organique due à une diathèse et en particulier à l'arthritisme, ou à un trouble même momentané de l'organisme.

La diathèse arthritique gêne le fonctionnement cellulaire et vicie l'organisme. Les réactions sont lentes ; l'élimination des produits toxiques est incomplète ; la nutrition se ralentit; la réparation des lésions est difficile. Le processus de cicatrisation, c'est-à-dire le remplacement d'une cellule morte par une cellule vivante de bonne nature se fait vite chez les sujets pleins de vitalité, au contraire chez ceux où il y a une vitalité moindre, le processus est plus lent et même ne se fait jamais. Ce qui est le cas de certaines ulcérations.

Pour qu'il y ait gastrite il faut qu'il y ait une irritation locale et un état général mauvais et défectueux.

Les organismes réagissent différemment sous l'influence des intoxications diverses. Prenons l'alcool par exemple. Telle dose d'alcool nocive pour un homme d'un âge et d'un poids donnés, fournissant une somme de travail déterminée ne causera aucun trouble de santé apparent chez un autre homme du même âge, du même poids et fournissant le même travail. Le premier deviendra rapidement alcoolique et présentera tous les signes de la déchéance physique, attribuables à cette intoxication; le second pendant ce temps restera en apparence en très bonne santé.

Certains alcooliques ont une gastrite très forte et ne peuvent plus rien manger; d'autres au contraire conservent pendant très longtemps un excellent appétit en buvant des doses exagérées d'alcool.

Chez ces derniers l'alcool est facilement brûlé et éliminé de l'organisme, les reins fonctionnent bien, et les malades urinent beaucoup. Chez les autres au contraire l'alcool reste dans l'organisme et les intoxique. L'alcool prive de son eau le protoplasme de la cellule et gêne les phénomènes d'osmose qui sont les phénomènes vitaux. Il tue la cellule. Le protoplasme ne peut fonctionner qu'à la condition de contenir une certaine quantité d'eau.

« La résistance individuelle au poison alcool, dit le Dr Linossier, est essentiellement variable. Les arthritiques héréditaires ne supportent pas l'alcool ; ils ont une vulnérabilité particulière du tissu conjonctif et spécialement du tissu conjonctif hépatique. »

Les malades atteints de gastrite tournent dans un cercle vicieux ; ils ne guérissent pas leur maladie d'estomac parce que l'assimilation se fait mal, et l'assimilation se fait mal parce que l'estomac est malade. La gastrite chronique est donc une maladie locale, mais aussi une maladie générale.

Symptômes. — Nous allons étudier la forme type de la gastrite chronique, c'est la gastrite alcoolique.

On peut diviser les gastrites chroniques en deux classes : 1° les gastrites chroniques avec douleurs tardives ; 2° les gastrites chroniques légères.

I. — *Gastrites chroniques avec douleurs tardives.* — Les malades atteints de gastrite chronique avec douleurs tardives ont commencé par éprouver de légers troubles de la digestion, pertes de l'appétit, pesanteurs et gonflement de l'estomac après les repas. Mais ces troubles ont le plus souvent passé inaperçus et ont été vite oubliés, lorsque le malade a commencé à souffrir réellement de l'estomac. En général les malades ne souffrent pas le matin à jeun. Ils commencent à souffrir vers dix heures du matin après leur premier déjeuner puis vers quatre heures ou cinq heures du soir, et enfin vers minuit ou une heure du matin. Après un repas copieux les douleurs viennent plus tard.

La douleur est localisée au creux épigastrique. Ce point devient très sensible à la pression quand il y a des douleurs spontanées. Cette douleur est due à la sensibilité extrême du plexus solaire; elle varie suivant la nervosité des sujets.

Il n'y a pas de douleur le matin parce que le repos de la nuit a calmé l'irritabilité du plexus solaire. La sensibilité à la pression au creux de l'estomac est très vive au moment où se traduit la douleur tardive.

Cette sensibilité du creux épigastrique a des irradiations. Il y a parfois des douleurs dans les deux seins qui sont comme tirés des deux côtés en arrière par deux mains.

Il y a des douleurs dans le dos au point correspondant du plexus solaire. Il y a encore d'autres irradiations lointaines ; il y a de la céphalée survenant régulièrement trois à quatre heures après la digestion.

Les douleurs tardives sont remplacées quelquefois par une salivation abondante; il peut s'écouler un demi-litre de salive. C'est un réflexe sécrétoire vaso-moteur.

Quelquefois le plexus solaire n'est pas sensible, il y a alors une altération des cellules nerveuses des racines postérieures des nerfs sensitifs, par exemple chez les vieillards et chez les tabétiques.

Pour qu'il y ait douleurs tardives, il faut qu'il y ait à la fois hyperchlorhydrie et gastrite.

L'hyperchlorhydrie seule (hyperacidité chlorhydrique de la bouillie gastrique) est insuffisante pour déterminer les douleurs tardives. Il y a des gens bien portants qui ont beaucoup d'hyperacidité et qui ne souffrent pas de l'estomac. Il faut aussi une lésion de l'estomac, une lésion de gastrite, il faut que la muqueuse gastrique soit enflammée pour qu'il y ait des douleurs tardives.

Quand on mange du pain ou qu'on boit du lait la douleur se calme, parce que l'acidité du contenu gastrique est diminuée, mais ce n'est là qu'un palliatif et non un moyen de guérison.

Quelquefois les douleurs tardives s'accompagnent de vomissement alimentaire. La bouillie gastrique étant trop acide, les malades souffrent, ils vomissent naturellement ou se font vomir parce qu'ils savent qu'ils en éprouveront un soulagement. Ils recommencent ensuite à manger et ne vomissent plus, parce que le milieu gastrique est moins acide, et qu'ils souffrent moins ou même pas du tout.

La preuve que l'hyperchlorhydrie seule ne suffit pas pour causer les douleurs tardives, c'est que le chimisme gastrique ayant donné une acidité de 3 pour 1.000 au moment des douleurs tardives, donne quelquefois 4 pour 1.000 quand le malade ne souffre plus et qu'il est guéri.

L'acidité gastrite ne suffisait donc pas à créer seule ces douleurs tardives, il fallait autre chose, une gastrite, une inflammation de l'estomac.

Il faut donc surtout guérir la gastrite. Ces douleurs sont symptomatiques d'une lésion de l'estomac. On ne peut pas modifier le chimisme gastrique.

Nous nous sommes étendu sur le symptôme important des gastrites chroniques alcooliques, mentionnons rapidement comme symptômes concomitants, la pituite du matin au lever, les crachements et vomissements de mucus et de glaires, souvent striés de sang.

II. — *Gastrites chroniques légères. Leurs symptômes.* — Les gastrites chroniques légères reconnaissent souvent pour cause une mauvaise mastication. Les repas sont pris trop vite ; les aliments ingérés ne sont ni mastiqués, ni insalivés ; l'estomac est soumis à un trop grand travail d'élaboration des aliments, et une mastication trop rapide devient une cause d'irritation de l'estomac.

Les gastrites chroniques légères ont une allure qui est toujours la même : sensation de gonflement après les repas, renvois pendant les repas mêmes, régurgitations acides ou aigres, distension brusque de l'estomac qui détermine des troubles de la circulation, rougeur de la face et du nez, congestion de la face après les repas.

On ne trouve pas de sensibilité du plexus solaire ; il n'y a pas d'hyperesthésie au creux épigastrique ; il n'y a pas de troubles nerveux.

On peut faire entrer dans les gastrites chroniques légères, les gastrites des gros mangeurs, les gastrites de ceux qui mangent vite, les gastrites médicamenteuses, celles causées par le vin, le café, le tabac, les gastrites alcooliques légères avec ballonnement du ventre et une légère pituite matutinale, sans douleurs tardives.

On peut trouver quelques troubles du côté du foie, il peut être gros, congestionné et un peu dur, c'est un début de cirrhose, très guérissable il est vrai à ce degré, mais qui mérite sérieusement l'attention du médecin.

Ces malades atteints de gastrite chronique légère avec complication hépatique sont soulagés en quelques jours par le traitement thermal de Vichy, accompagné d'un régime un peu sévère. La guérison est certaine si le malade est docile et veut suivre les prescriptions médicales.

Observation I

Gastrite chronique alcoolique.

28 mai 1911.—X..., 47 ans. Renseignements fournis par sa femme : « État nerveux à un degré inquiétant, intoxication par le tabac et l'alcool, emportements involontaires, absence momentanée de mémoire, maux de tête insupportables, tournements de tête tous les matins, étourdissements, sensation de vide dans la tête, mauvaises digestions, manque d'appétit, idées noires, neurasthénie complète, fatigue. »

Interrogatoire. — A 20 ans syphilis, accidents pendant quatre ans, s'est bien soigné pendant cinq ans.

Il a un petit garçon de 14 ans bien portant.

Il a commencé à boire vers 24 ans, profession de cafetier, a bu jusqu'à présent, c'est-à-dire pendant vingt-trois ans, bière, liqueurs, alcools divers.

Actuellement n'a plus d'appétit, pituite tous les matins, aussitôt levé se met à tousser, à cracher, à vomir des glaires et finalement de la bile.

La nuit il a des cauchemars.

Du côté de l'estomac ne souffre plus autant qu'autrefois, digestions mauvaises, pesanteur, il se plaint de « tranchées », de douleurs de ventre, qui l'obligent à aller précipitamment à la selle. Perte totale d'appétit, éructations.

A l'examen du malade on trouve un estomac dilaté, atone, abaissé jusqu'à l'ombilic, peu de sensibilité gastrique.

Foie : ligne parasternale 8 cm. 5, ligne mamelonnaire 9 cm. 5, ligne axillaire 10 cm. 5, le lobe gauche est gros, dur, rénitent. Le foie ne dépasse pas les fausses côtes à droite, il les dépasse de 3 centimètres sur la ligne parasternale. Les reins ne sont pas sensibles. Les bruits du cœur sont normaux, et les poumons sains.

Traitement : Chomel matin et soir pendant les deux premières semaines et Grande Grille pendant la dernière semaine. Bains, douches, douches-massage.

Régime : suppression du tabac et de l'alcool, même du vin, deux verres de lait à chaque repas, infusions chaudes.

Le malade a suivi ponctuellement les prescriptions, et sa guérison a été rapide.

31 mai. — L'appétit est revenu, le lait est bien digéré, constipation.

Il y a six mois qu'il ne mangeait plus du tout, qu'il éprouvait du dégoût pour tous les aliments : aujourd'hui la digestion se fait bien, il a de l'appétit aux repas, il se sent très bien du côté de l'estomac, pas de malaises, l'état gastro-intestinal est amélioré, il n'y a que la constipation qui gêne le malade.

Urines. — Le 31 mai 1911 : Densité 1028, réaction alcaline, pas d'albumine, urines un peu troubles, précipités de phosphates par la chaleur. Le trouble des urines s'éclaircit par une goutte d'acide acétique. Pas de sucre.

2 juin. — L'appétit est toujours excellent, la tête se dégage, les idées sont beaucoup plus nettes, les éructations d'autrefois ont presque disparu, pas de pituite le matin.

17 juin. — L'amélioration constatée dès les premiers jours s'est maintenue. Le malade n'éprouve plus de pesanteurs d'estomac après les repas, la digestion est parfaite, pas de ballonnement du ventre. Pas de pituite le matin, il est aussi bien le matin au lever que le soir au coucher. Transformation totale de la santé générale.

Plus de cauchemars. Autrefois après chaque repas il avait des « tranchées » et était obligé d'aller à la selle, maintenant il n'éprouve plus tous ces malaises. Tendance à la constipation.

La marche est beaucoup plus facile, il n'éprouve plus de fatigue. L'appétit est tellement bon qu'à la fin du repas, le malade serait tout disposé à recommencer son repas.

Le poids de 71 kilos 400 à l'arrivée est passé à 74 kilos 800.

Examen au départ : l'estomac est remonté à 3 centimètres au-dessus de l'ombilic. Le foie présente les dimensions suivantes 6 centimètres, 8 cm. 5, 9 centimètres pour les lignes parasternale, mamelonnaire, et axillaire. Il est encore dur, mais il a beaucoup diminué depuis le début de la cure.

Le malade se sent admirablement bien au départ.

Observation II

Gastrite chronique alcoolique.

9 juin 1911. — X.... âgé de 53 ans, directeur de grand café, a bu beaucoup dans sa jeunesse; gastrique chronique depuis 27 ans, il a de la pituite tous les matins et vomit des glaires. Son habitus extérieur est celui d'un homme bien portant, on ne lui donnerait pas son âge. Le 6 juin dernier, il y a trois jours, il a eu une très forte crise gastrique, avec douleur violente à l'estomac et étouffement, qui a nécessité des ventouses, une purgation, de la morphine et de la belladone.

Ce malade est en outre emphysémateux, et a de temps en temps des poussées de bronchite.

Actuellement il se plaint d'un embarras gastrique permanent avec langue saburrale, de perte d'appétit, de pituite matutinale.

C'est un nerveux, il souffre fréquemment de l'estomac, l'horaire des douleurs n'est pas fixe, il souffre souvent le matin à jeun, quelquefois l'après-midi, quelquefois la nuit. Il a une sensation de torsion et de cuisson de l'estomac. Les digestions se font mal et il a un peu de constipation.

Le malade éprouve des élancements douloureux du côté du foie. Il a aussi des douleurs lombaires. Il a depuis longtemps de la bronchite chronique.

Examen le matin à jeun. L'estomac est très dilaté, il présente une sonorité exagérée, il est sensible au creux épigastrique. Le foie a les dimensions suivantes : lignes parasternale 10 centimètres, mamelonnaire 10 cm. 5 et axillaire 12 centimètres; il est très sensible au niveau de la vésicule biliaire il est sensible partout, il est dur et volumineux, il déborde les fausses côtes de 4 centimètres. Les reins ne sont pas douloureux à la pression. Le cœur est normal. Les poumons présentent de l'emphysème et de la bronchite.

Il n'y a pas d'œdème des membres inférieurs.

Analyse des urines : volume 1 litre 1/2, urée 27 gr. 90. Acide urique 0,75 ; acidité totale en Ph^2O^5 : 2 gr. 31 ; sucre néant, albumine néant, chlorures 19 gr. 50.

Traitement : Première semaine : Grande Grille tous les matins au réveil, puis Chomel avant le déjeuner et le dîner.

Deuxième semaine: Grande Grille au réveil, Hôpital avant le déjeuner, Chomel avant le dîner.

Troisième semaine : Grande Grille au réveil, Grande Grille avant le déjeuner, Chomel avant le dîner.

Hydrothérapie : bains, douches, douches-massage.

Régime : Suppression du sel, conseil de ne boire ni vin, ni alcool, ni apéritif, boire du lait et des infusions chaudes ; un régime végétarien et de pâtes alimentaires de préférence, peu de viande, manger des fruits bien mûrs cuits ou crus.

Le régime a été mal suivi ; de temps en temps le malade buvait de la bière au café, etc...

12 juin. — Le malade n'a pas souffert de l'estomac, l'appétit est revenu légèrement. Pituite tous les matins ; il a craché ce matin, mais pas d'efforts de vomissements, pas de hoquet. Il y a déjà une amélioration. Hier le malade a fait un somme de 5 h. 1/2 du matin jusqu'à 10 heures et le réveil a été sans pituite ce qui l'a beaucoup surpris.

18 juin. — L'état général de la santé dans son ensemble est meilleur. Pas de douleur gastrique alors qu'autrefois il avait une sensation de torsion de l'estomac ; appétit modéré mais digestions bonnes. Le foie a diminué dans des proportions considérables, il ne mesure plus que 7 centimètres, 7 cm. 9 et 9 centimètres pour les lignes parasternale, mamelonnaire et axillaire ; il n'y a plus de douleur spontanée du foie qui reste cependant toujours sensible à la pression.

29 juin. — L'état gastrique s'est amélioré journellement d'une façon appréciable, l'estomac est moins dilaté, l'appétit est revenu, il y a encore quelques crachements le matin sans effort, mais ce n'est pas la grande pituite d'autrefois. Hier soir il a fait un bon dîner copieux et malgré cela il est bien ce matin. L'intestin fonctionne bien. Le foie est toujours un peu gros, 7 centimètres, 9 centimètres, 9 centimètres comme au milieu de la cure. Il est moins sensible.

Le malade se trouve bien mieux, et son état général de santé est bon à la fin de la cure.

CHAPITRE II

Deuxième groupe. — *Dyspepsies sans lésions gastriques pouvant être vues anatomiquement.*

Dyspepsie nerveuses : Dyspepsie neurasthénique ;
Dyspepsie hystérique ;
Dyspepsie des psychoses (aliénés mélancoliques et anxieux).

Dyspepsies nerveuses

Dyspepsie neurasthénique

Nous nous sommes inspiré pour ce chapitre des leçons du Dr J.-Ch. Roux, assistant de consultation spéciale à l'Hôpital Saint-Antoine. C'est le résumé de son enseignement que nous apprécions hautement et qui nous a paru l'exposé le plus clair et le plus précis de la question.

« Le système nerveux général a sur l'élément douleur une influence manifeste souvent tout à fait prédominante. Beaucoup de dyspeptiques sont purement et simplement des névropathes (dégénérés supérieurs, neurasthéniques, hystériques, basedowiens, ou simples nerveux sans étiquette), chez lesquels les troubles gastriques ne sont qu'une localisation de la névropathie générale, et où les troubles des fonctions mêmes de l'estomac jouent un rôle fort effacé. » (Soupault. *Traité des maladies de l'estomac*, p. 174.)

« L'hyperesthésie de l'estomac est l'essence même de la dyspepsie et les troubles de la sécrétion et de la motricité, contingents et accessoires, ne constituent que des circonstances aggravantes. » (Soupault. *Idem.*, p. 643.)

Les dyspepsies nerveuses constituent un chapitre important de la pathologie gastrique. Les dyspeptiques nerveux sont très nombreux. Sans être de l'avis de Dubois de Berne qui considère tous les dyspeptiques comme des nerveux, on peut admettre qu'il y a un tiers des dyspepsies qui sont des dyspepsies nerveuses.

Hayem a nié la possibilité des dyspepsies nerveuses. Il n'y a pas, dit-il, de maladies nerveuses du foie, ni des reins. C'est exact, mais il y a des maladies nerveuses du cœur, de la vessie, de l'estomac et des intestins. Tous ces organes creux peuvent présenter des troubles nerveux, parce que leur partie musculaire est très importante et qu'elle est sous la dépendance du système nerveux. On observe des distensions et des spasmes des organes précités.

Au point de vue de l'estomac on observe trois ordres de troubles suivant le terrain nerveux sur lequel se manifestent ces troubles et on a alors :

I. — La dyspepsie neurasthénique ;
II. — La dyspepsie hystérique ;
III. — La dyspepsie des psychoses (aliénés mélancoliques et anxieux).

I. — *Dyspepsie neurasthénique.* — La neurasthénie

est une maladie où les troubles dyspeptiques sont prépondérants. Tous les neurasthéniques souffrent de l'estomac. Cela se comprend parce que chez les neurasthéniques l'excitabilité des neurones est plus facile et que la moindre excitation gastrique, celle d'un simple repas ordinaire, par exemple, peut provoquer de la douleur.

Chez les neurasthéniques il y a au creux épigastrique une sensibilité très vive et permanente à la pression.

Du fait de la neurasthénie cette sensibilité se trouve toujours, c'est-à-dire à toutes les heures du jour et chez tous les malades neurasthéniques

Chez les hystériques et chez les malades atteints de psychoses souffrant de l'estomac la douleur au creux épigastrique n'est pas permanente, elle est intermittente. On la trouve à certains moments, et d'autres fois on ne la trouve pas.

Tout neurasthénique a son stigmate gastrique ou il n'est pas neurasthénique.

La cause de ce stigmate gastrique, de cette hyperexcitabilité, de cette douleur est la même chez tous les nerveux qu'ils soient neurasthéniques ou hystériques. Tout ce qui lèse, use, fatigue le système nerveux est une cause de cette douleur, à savoir les chagrins, les préoccupations, le travail excessif et surtout les préoccupations liées à un travail excessif.

L'état neurasthénique provenant de l'allaitement prolongé chez les jeunes femmes qui ne sont pas très fortes est une cause fréquente des mêmes troubles gastriques. Une nourrice doit engraisser ; si elle maigrit, il faut craindre l'état neurasthénique consécutif dont la guérison est ensuite très longue et très difficile à obtenir.

D'autres malades qui ne rentrent pas dans la catégorie des précédents et qui sont des malades prédisposés à la neurasthénie sont ceux dont le capital nerveux est insuffisant et qui sont épuisés à la moindre fatigue.

D'autres deviennent neurasthéniques par les maladies infectieuses, la fièvre typhoïde, la grippe, etc.

Modalité symptomatique. — Quelle sera la modalité symptomatique de cette dyspepsie nerveuse de cause neurasthénique ?

1° D'abord nous savons que chez les neurasthéniques il y a une excitabilité plus facile des neurones, de sorte que nous trouverons chez nos dyspeptiques, neurasthéniques une sensibilité plus vive, particulièrement au creux épigastrique, des malaises, et des irradiations douloureuses nombreuses.

Les malades s'épuisent rapidement. Il y a de la sensibilité exagérée et de l'épuisement rapide des forces.

La digestion provoque des douleurs et on trouve en outre les troubles généraux des neurasthéniques.

Formes. — Il y a deux formes de dyspepsie neurasthénique :

1° Une forme légère, bénigne ;

2° Une forme grave.

1° *Forme légère.* — Dans la forme légère le malade a maigri, il est épuisé, il présente toutes sortes de symptômes et de misères. Il est prolixe dans les explications de sa maladie, mais il manque de précision totale pour expliquer son état, ce qui est l'inverse du dyspeptique vrai, atteint de gastrite chronique.

Immédiatement après le repas il souffre d'une sensibilité légère, de malaises, de pesanteur à l'estomac, de gonflement, de gêne. Ses douleurs s'irradient, il éprouve des palpitations, de la gêne dans les poumons, au cou.

Il peut se plaindre de partout en raison de cette irritation de tout le système nerveux.

Le malade est faible, très irritable, souffre de douleurs variées et est dans l'impossibilité complète de travailler.

Comment se font les digestions ?

Le premier repas à sept heures du matin est difficile à digérer.

Le deuxième repas à midi est également difficile à digérer mais moins que le premier.

Le troisième repas à sept heures du soir est facile à la fin de la journée et le malade se sent mieux, tandis qu'il est épuisé le matin au réveil. « Les neurasthéniques ne vivent qu'aux chandelles. »

L'explication de cet épuisement du matin chez les neurasthéniques paraît être la suivante. Les neurasthéniques ont une difficulté particulière à supporter le jeûne. Le neurasthénique ne fait pas de réserve, il n'économise pas de force. Pour lui la nuit est un jeûne trop long. Il reste douze heures sans manger et au réveil il n'a plus de force.

Il mange un peu et se sent mieux. Puis il déjeune à midi et lorsque la digestion du repas de midi est terminée le neurasthénique se sent mieux.

Ce qui paraît justifier cette théorie c'est qu'en faisant souper les malades vers minuit, c'est-à-dire en leur faisant faire un repas tardif, les malades se sentent mieux et leur sensation d'épuisement est diminuée.

D'autre part nous sommes soumis à l'influence solaire. Notre force nerveuse doit être soumise à des oscillations qui suivent la marche du soleil. C'est le matin que la chaleur du corps est à son minimum. Elle augmente le soir, et c'est vers cinq heures du soir que le neurasthénique se trouve le mieux. La température du neurasthénique est généralement au-dessous de 37°.

Lorsqu'on examine un dyspeptique neurasthénique on observe deux ordres de symptômes.

1° *Douleur épigastrique à une pression de 3 à 4 kilogrammes.* — Lorsqu'on examine le malade à jeun et qu'on explore son estomac, on trouve que le plexus solaire est sensible à une pression de 3 à 4 kilogrammes.

Cette sensibilité est caractéristique de l'état névropathique. Les cellules nerveuses sont devenues trop excitables et on ne peut les toucher sans faire souffrir le malade. Cette douleur n'augmente pas au moment de la digestion, elle ne varie pas.

2° *Atonie gastrique. Dilatation de l'estomac.* — Le malade présente de l'atonie gastrique. C'est un ensemble complexe que Bouchard a compris sous la dénomination de dilatation de l'estomac. C'est la dilatation atonique de l'estomac. Cet état est présenté par le neurasthénique, et on le constate en recherchant le bruit de clapotage le matin à jeun.

Si l'estomac se trouve vide le matin à jeun quand on l'examine il n'y a pas par conséquent de bruit de clapotage. Mais si l'on fait ingérer 50 grammes d'eau par petites gorgées, on constate immédiatement après un clapotage facile à entendre. Chez un homme normal, le clapotage ne se produit pas.

Chez le normal, quand il ingère du liquide par petites gorgées, le liquide va au fond de l'entonnoir gastrique et l'air dégluti en même temps qu'une gorgée d'eau remonte à la surface et augmente la résonance de la zone de Traube.

Chez le malade atteint d'atonie gastrique les choses ne se passent pas ainsi. L'air reste adhérent sur toute la surface de l'estomac, il n'y a pas de contraction pour le chasser dans la chambre à air supérieure. L'estomac se laisse distendre par chaque gorgée d'eau et par la succussion ou par les pressions successives rapides on obtient le bruit de clapotage.

C'est la radioscopie qui nous a donné l'explication de ce phénomène. A chaque gorgée l'eau entraîne toujours un peu d'air vers la région pylorique et cet air n'est pas refoulé par les contractions gastriques dans la partie supérieure de l'estomac chez les neurasthéniques.

Chez les normaux il y a augmentation de la sonorité de la zone de Traube. Chez les neurasthéniques l'air se répand sur toute la face antérieure de l'estomac. Il reste aussi dans la partie inférieure, c'est l'atonie gastrique, la dilatation, la distension chronique de l'estomac, l'insuffisance de contractilité gastrique.

Sécrétion gastrique. — L'étude de la sécrétion gastrique chez les neurasthéniques n'apprend rien. Il y a des hyperchlorhydriques et des hypochlorhydriques. Les troubles gastriques sont longs à guérir chez les neurasthéniques. La gastrite légère non neurasthénique guérit vite. Les neurasthéniques que les régimes les plus légers ont fait souffrir sont vite découragés et ils abandonnent le régime. Chez eux le régime même sévère donnera des douleurs.

2° *Forme grave de la dyspepsie neurasthénique avec hyperesthésie permanente du plexus solaire à la pression*. — Cette forme de dyspepsie neurasthénique avec hyperesthésie permanente du plexus solaire à la pression est beaucoup plus sérieuse que la précédente. La sensibilité gastrique est excessive. Une pression de 100 à 200 grammes à l'esthésiomètre détermine des douleurs.

Chez ces malades le système nerveux est hyperesthésié. Ils ont des malaises et des douleurs très vives au moment de la digestion. Il n'y a pas d'horaire fixe pour les douleurs comme dans l'ulcus ou la gastrite chronique. Les douleurs s'irradient énormément, le plexus solaire est d'une extrême sensibilité. Il est toujours sensible à la pression même le matin à jeun.

Chez les malades atteints d'ulcus, la sensibilité augmente au moment de la douleur spontanée. Puis quand cette douleurs pontanée a disparu, la sensibilité diminue ensuite progressivement, au point que quelquefois deux ou trois heures après la fin de la douleur spontanée, il n'existe plus de sensibilité épigastrique.

C'est là un signe différentiel entre la sensibilité de l'ulcus qui est intermittente et celle de la dyspepsie neurasthénique qui est permanente.

Chez le neurasthénique tout ce qui se passe dans le ventre sera douloureux bien que l'estomac ne soit qu'une partie du ventre, et tout l'ensemble des douleurs abdominales viendra confirmer notre diagnostic de dyspepsie neurasthénique.

Il faudra encore examiner les matières fécales et rechercher le sang pendant quinze jours pour affirmer qu'il n'y a pas de lésions gastriques, pas d'ulcus.

Pronostic. — Au point de vue du pronostic il faut distinguer les neurasthénies dyspeptiques en deux groupes :

1° Les dyspepsies neurasthéniques congénitales;

2° Les dyspepsies neurasthéniques acquises.

Si le malade est un neurasthénique congénital la maladie est plus grave. Cette forme de neurasthénie congénitale a été étudiée par Stillen de Vienne. Il l'appelle « la maladie constitutionnelle sthénique ». En général les enfants sont grands, minces, fluets, frêles. Au moment de la puberté, les premiers troubles digestifs se font sentir. Puis la sensibilité devient plus affinée, les enfants sont intelligents, mais ils n'ont pas d'énergie, ils ne sont pas taillés pour la lutte. Ils seront toujours souffrants.

Le thorax est allongé, les dernières côtes ont leur extrémité libre, non attachées aux cartilages. La dixième côte est mobile.

Souvent il y a de la dilatation atonique avec ptose.

Les malades sont pâles, anémiques, sans vigueur, et il est très difficile de remédier à cet état. Vers l'âge de vingt-cinq ans la dyspepsie neurasthénique congénitale est franchement établie.

Dyspepsies neurasthéniques acquises. — Avant sa maladie le malade était très solide et bien portant. Puis surviennent une fièvre typhoïde, une grossesse, une grippe infectieuse, un travail intellectuel excessif en vue d'un examen, qui déterminent la neurasthénie et la dyspepsie consécutive.

Dans ce cas le pronostic est meilleur et la guérison est à peu près certaine. Elle est d'autant plus certaine que le malade est plus amaigri. L'état d'amaigrissement est un signe pronostic favorable. Il suffit de faire engraisser le malade, ce qui est en général assez facile, et la guérison s'ensuit.

Si le malade est gras notre action pour la guérison

sera moindre. Aux neurasthéniques gras il faut conseiller le repos, aux neurasthéniques maigres la suralimentation.

Si le malade reste neurasthénique à mesure qu'il engraisse c'est un signe d'incurabilité, d'hypocondrie, d'aliénation mentale. L'embonpoint doit améliorer le malade.

Voilà ce grand groupe des dyspepsies neurasthéniques qui est le plus important des dyspepsies nerveuses.

Dyspepsie hystérique

Les troubles dyspeptiques chez les hystériques sont variables. Ils ne sont pas permanents comme dans le cas des dyspepsies neurasthéniques.

Il est bon de s'entendre sur la théorie de l'hystérie avant d'en étudier les troubles gastriques.

Pour Babinski tout hystérique est un malade susceptible d'être suggestionné, que cette suggestion vienne de lui ou d'une autre personne. L'hystérique qui a accepté l'idée d'une paralysie devient paralysé, mais paralysé volontaire d'abord, involontaire ensuite.

L'idée d'une maladie a un retentissement plus fort chez un hystérique que chez un homme sain.

Ces malades ne peuvent pas lutter contre l'idée et les phénomènes se passent en dehors d'eux, en dehors de leur volonté.

Le syndrome dyspepsie se crée ainsi chez les hystériques.

Les symptômes les plus fréquents de la dyspepsie hystérique sont les vomissements, la gastralgie, le tympanisme hystérique, l'inanition.

Vomissements hystériques. — Prenons une malade aisément suggestionnable à l'idée de vomissement. Enfant elle vomissait volontairement pour ne pas aller à l'école. C'était un vomissement ordinaire. Plus tard elle vomit tout ce qu'elle prend et peut se remettre aussitôt à table et manger. Quand elle devient enceinte les vomissements sont incoercibles, ils s'établissent après chaque repas. Il y a persistance et régularité des vomissements. C'est le cas type. Ces phénomènes gastriques sont causés par une suggestibilité considérable.

Pour reconnaître l'hystérie on peut essayer de créer une zone d'anesthésie cutanée. L'anesthésie cutanée de l'hystérique est le plus souvent provoquée par le médecin. En disant à la malade vous souffrez ici, vous ne souffrez pas là, on crée la zone d'anesthésie cutanée. Si le médecin y réussit c'est que la malade est susceptible de suggestibilité, et qu'elle est hystérique à un certain degré.

On peut faire ainsi le diagnostic de la maladie.

Si la suggestibilité est grande la malade sera facile à guérir. S'il n'y a pas de suggestibilité la malade n'est pas hystérique et la guérison de la dyspepsie sera plus longue.

Dans bien des cas les vomissements incoercibles sont des vomissements névropathiques, évidemment souvent causés par des intoxications. Le traitement consiste alors dans l'isolement de quelques jours dans une chambre d'hôpital sans relation avec les parents.

Gastralgie hystérique. — La gastralgie hystérique est une crise douloureuse à l'estomac se terminant le plus souvent par une crise de nerfs. Il suffit à la malade de penser au cancer pour réaliser sur son estomac l'idée de la maladie, et elle aura une douleur gastrique.

Lorsque le phénomène hystérique est associé à un trouble gastrique il est alors difficile de reconnaître la part qui revient à chacun dans la production de la gastralgie.

Il faut alors rechercher l'hématine dans les fèces, faire le traitement psychothérapique, et faire aussi le traitement de garantie comme s'il y avait une lésion, c'est-à-dire instituer un régime.

Tympanisme hystérique. — C'est un autre accident hystérique. Si la malade croit qu'elle a une tumeur, si elle craint d'avoir un fibrome, elle réalise une tumeur dans son abdomen par la simple contraction du diaphragme. Ce muscle pousse ainsi le ventre en avant et fait un gros ventre. Le gros ventre disparaît avec le chloroforme.

Un médecin anglais avait remarqué que ces malades hystériques atteintes de tympanisme hystérique flottaient sur l'eau. On en a maintenant l'explication avec la théorie de l'aérophagie. Les malades aérophages flottent dans leur bain. Le ventre se ballonne et elles sont plus légères que les personnes saines.

Inanition hystérique. — C'est la complication fréquente des dyspepsies nerveuses, et particulièrement de la dyspepsie hystérique.

Chez les nerveux l'alimentation devient vite insuffisante, ils souffrent de leur estomac et observent qu'en restreignant leur alimentation ils souffrent moins. Dès lors ils finissent par ne presque plus manger et les troubles nerveux redoublent d'intensité. Dans ce cas quelques rares lavages d'estomac avec de l'eau de Chomel sont efficaces.

Observation III

Dyspepsie neurasthénique.

16 septembre. — Dame B..., 42 ans, souffre de l'estomac depuis trois ans, à la suite de chagrin et de contrariétés. Hérédité nerveuse. La mère et le frère sont des nerveux.

Elle ne se soigne que depuis février 1911 alors que les douleurs d'estomac sont devenues gênantes et l'amaigrissement très marqué. A ce moment-là elle souffrait beaucoup aussitôt après avoir mangé.

Elle commençait aussi à souffrir spontanément au creux de l'estomac. Elle souffrait au réveil et déjeunait aussitôt, les douleurs étaient moins vives après avoir mangé, mais elles revenaient vers 10 heures du matin. Elle déjeunait, puis les douleurs cessaient pour revenir dans l'après-midi de 3 à 5 heures du soir. Les douleurs étaient calmées par une alimentation légère. Elle souffrait beaucoup la nuit. Elle se couchait à 9 heures du soir et était réveillée par les douleurs deux heures, trois heures ou quatre heures après être couchée. Ces douleurs duraient alors toute la nuit jusqu'au réveil. Son estomac était dilaté, elle sentait de la gêne, de la pesanteur et ses digestions étaient mauvaises. Elle n'avait pas de constipation. Après les repas elle avait des borborygmes douloureux sans diarrhée (spasmes des intestins).

C'est à partir de février que la malade fit des petits repas fréquents qui calmaient ses douleurs, sans amener la guérison. Cet état s'est prolongé pendant tout le printemps et l'été. et en septembre la malade s'est décidée à venir faire une cure à Vichy.

A son arrivée elle souffre continuellement de l'estomac, elle a beaucoup maigri, son poids est de 47 kilog. 600. Son état s'est aggravé depuis février. Les douleurs d'estomac sont augmentées vers 10 heures du matin. Elle souffre dans l'après-midi, elle souffre la nuit, elle souffre tout le temps, les repas ne calment plus la douleur, elle a remarqué qu'en prenant très peu à la fois elle souffre beaucoup moins.

(Il en résulte que la malade ne se nourrit pas assez, qu'elle s'inanitie et que son nervosisme s'exaspère et s'accroît journellement. La guérison de cette malade ne sera obtenue que le jour où elle engraissera, où elle prendra de l'embonpoint.)

Elle n'a pas de vomissements, elle n'en a jamais eu. Elle n'a ni diarrhée, ni constipation. Comme elle n'a pas l'habitude de manger beaucoup, aussitôt qu'il y a un peu d'exagération de nourriture elle a de la diarrhée, une ou deux selles par jour. Elle ne peut pas digérer le pain.

Au point de vue du système nerveux, elle n'a pas de sommeil, elle a toujours mal dormi, depuis dix ans surtout. Elle a fréquemment des migraines ; ses pieds sont glacés l'hiver, son visage se congestionne facilement après les repas.

Examen de la malade : Estomac : douleur excessivement vive au creux de l'estomac, au niveau du plexus solaire, cette douleur est exagérée par la pression. La douleur la plus marquée est en un point situé au milieu de la ligne allant de l'appendice à l'ombilic. Il y a une très grande dilatation gastrique ; pas de clapotage à jeun.

Abdomen. — Il est douloureux dans toute son étendue ; les côlons ascendant, transverse et descendant sont très sensibles.

Reins. — Le rein droit est mobile, il est très abaissé. La malade souffre surtout du côté gauche ; il est probable que le rein gauche s'abaisse en même temps que l'amaigrissement augmente, c'est ce qui provoque cette sensibilité particulière à gauche. La malade souffre souvent des reins.

Foie. — Il n'a jamais fait souffrir la malade. Ses dimensions sont de 7 centimètres, 10 centimètres et 10 centimètres pour les lignes parasternale, mamelonnaire et axillaire. Il est un peu gros, mais il n'est pas sensible.

Cœur. — Souffle au premier temps à l'appendice xyphoïde, pas de dilatation cardiaque, ni d'hypertrophie, rien à noter pour la circulation périphérique. Cependant les malléoles sont quelquefois enflées le soir quand la malade est restée longtemps debout. Il n'y a pas d'albumine dans les urines.

Poumons sains, pas de bronchite.

Membres inférieurs : pas de varices, pas d'œdème aux malléoles.

Analyse des urines : Réaction très acide, densité 1020, pas d'albumine, pas de sucre.

Traitement. — Cure de boisson. Chomel par petites doses données toutes les deux heures pendant toute la journée.

Hydrothérapie tiède ou chaude, pour la douche jet très brisé, ne pas doucher le cœur ni la poitrine, doucher les membres inférieurs.

Régime déchloruré, pas de pain, potages aux farines de céréales et au lait ; potage à la farine d'avoine pour le petit déjeuner, régime d'exclusion des aliments indigestes; prescriptions : biscottes ou longuets sans sel, beurre frais, pâtes alimentaires, œufs, farines de céréales, légumes très cuits passés en purée, un peu de viande très cuite, fruits bien mûrs cuits ou crus, pas de vin, lait ou infusions chaudes aux repas.

18 septembre. — Toujours le même état, souffre toujours de l'estomac.

L'eau de l'Hôpital est ordonnée avant les repas; Chomel après les repas.

20 septembre. — État général toujours le même. La malade aurait de l'appétit, mais elle ne mange pas parce que les repas lui augmentent les douleurs gastriques. Elle souffre quand elle mange et quelque temps après ; les douleurs se calment ensuite. L'horaire des douleurs n'est pas régulier. Pendant certaines périodes elles apparaissent à des heures fixes, d'autres fois non.

Pas de constipation : insommie.

L'eau de l'Hôpital semble mieux convenir que Chomel et paraît diminuer les douleurs.

Suppression de Chomel, l'eau de l'Hôpital est donnée exclusivement, fréquemment répétée pendant la journée.

22 septembre. — Pas de clapotage à jeun. La malade a beaucoup souffert hier pendant l'après-midi. L'eau de 3 heures et de 5 heures n'a pas calmé les douleurs, elle est même restée sur l'estomac et gênait beaucoup (elle n'avait pas été digérée).

La malade prétend que les verres d'eau n'ont jamais calmé ses douleurs, que l'eau prise ce matin ne les a pas calmées. Elle souffre un peu, dit-elle, en ce moment (1 heure de l'après-midi) elle ne souffrait pas il y a un quart d'heure.

(Evidemment dans le cas de cette malade il y a de l'hyperpepsie, mais l'état névropathique est prédominant. Elle éprouve presque un plaisir inavoué à voir que tous les efforts du médecin sont sans résultats. Elle sourit avec plaisir et satisfaction en disant qu'elle souffre toujours, et qu'elle n'a pas éprouvé la moindre amélioration depuis le commencement de la cure. Elle semble dire: quoi que vous fassiez, vous ne me guérirez pas. Cela se lit dans ses yeux.)

Elle est fatiguée par l'hydrothérapie, elle ne peut supporter la douche.

Traitement. — L'eau de l'Hôpital est continuée et les doses de toutes les deux heures sont augmentées.

Continuation du régime.

25 septembre. — Hier la malade devait prendre 100 grammes d'eau de l'Hôpital chaque fois. Ces doses d'eau lui ont occasionné des vertiges. Son appétit a été bon pendant deux jours le 22 et le 23. Hier 24 perte d'appétit, mais bon sommeil. La malade souffre moins de l'estomac. Ses douleurs sont espacées, plus courtes et moins fortes L'amélioration est sensible au dixième jour du traitement.

Traitement. — L'eau sera prise à la dose de 90 grammes, les doses du matin seront prises à l'Hôpital, les doses du soir à la Grande Grille. Suppression de l'hydrothérapie.

L'amélioration a commencé lorsque la malade a pris d'assez fortes doses d'eau.

28 septembre. — Les douleurs sont très régulières, elles arrivent de temps en temps dans la journée. Elles sont parfois très aiguës et ensuite la douleur passe. Il lui arrive de souffrir dix fois par jour. Ainsi elle souffrait d'une manière aiguë tout à l'heure et la douleur se calme maintenant. Il n'y a encore jamais de bien-être complet. L'appétit est médiocre, le digestions se font assez bien, pas de constipation, selles colorées sans être noires, jamais de mœlena.

2 octobre. — L'amélioration est très sensible ; la température est très fraîche, et malgré le froid la malade n'a souffert que deux ou trois fois en quatre jours. L'appétit est bon, le sommeil est meilleur. La malade est très satisfaite. Il y a un très grand changement depuis le commencement de la cure.

La malade absorbe maintenant 700 grammes d'eau par jour, 300 grammes à l'Hôpital, 400 grammes à la Grande Grille, il n'y a plus de vertiges. L'eau est bien supportée.

5 octobre. — Fin de la cure. La malade ne souffre presque plus depuis sept jours. La dernière semaine a été parfaite. L'appétit lui est revenu, elle n'a pas de douleurs depuis deux jours. Les digestions sont bonnes. Le sommeil est revenu.

Examen au départ : Foie 4 cm. 5, 8 cm., 8 cm. au lieu de 7 cm., 10 cm. et 10 cm., diminution considérable du volume du foie. Il y a beaucoup moins de sensibilité épigastrique. Augmentation du poids de 2 kilog. 200 en vingt jours : 49 kilog. 800 au départ au lieu de 47 kilog. 600 à l'arrivée. Il faut reconnaître que le succès a été difficile à obtenir, mais que néanmoins le résultat de la cure de cette dyspepsie neurasthénique a été excellent.

Observation IV

Dyspepsie hystérique.

3 août. — Dame A..., 45 ans, malade depuis quinze ans, trois grossesses, son affection d'estomac est venue lentement, elle souffre de l'estomac et cependant elle est très grasse. Elle a eu beaucoup de chagrins et de contrariétés domestiques.

Elle a eu des crises de nerfs fréquentes il y a plusieurs années. Elle tombait en léthargie pendant une ou deux heures.

Hémianesthésie plus ou moins complète et variable de tout le côté droit. Il y a de la parésie du bras droit. Tout le côté droit est pris, dit-elle. Elle y ressent un certain embarras, ce côté lui paraît lourd. La sensation de tout le côté droit est d'être « comme dans de l'ouate ». Ce côté est moins fort, elle y éprouve de l'engourdissement ; elle se sent envahie par « quelque chose ». Quand elle est couchée il lui semble que « son bras se meurt ».

Etat actuel. — Elle se plaint de suffocation, d'étouffements qui l'obligent à rester la bouche ouverte. Elle sent comme « une croûte de pain qui remonte en arrière du sternum » (œsophagisme). Elle a une sensation de salive qui remonte (ptyalisme). Elle sent en arrière du thorax une « griffe» qui lui tient l'épaule droite et qui prend le sein droit. Dans le dos sensation de « plaque de feu. »

Perte d'appétit. Douleur à l'estomac après les repas. Elle sent « une espèce d'acide qui est continuellement dans l'estomac ». Vomissements fréquents pendant la journée, quelquefois vomissements liquides après le déjeuner, « ensuite tout le repas part » (est vomi après). Elle peut recommencer à déjeuner ensuite.

Vomissements continuels depuis six semaines. Vomissements alimentaires pendant le repas ou bien une heure après le repas. Vomissements sans douleurs (vomissements hystériques). « Cela la prend dans le côté droit, cela l'étouffe, cela gagne le milieu de la poitrine, sensation de griffe de fer qui étreint et la malade est obligée de vomir. Aussitôt elle peut se remettre à table et manger. C'est comme un mal au cœur qui passe. Tous les aliments peuvent provoquer le même vomissement. Avec de la volonté elle peut retarder les vomissements. Constipation opiniâtre.

Examen. — L'estomac est légèrement distendu ; douleur vive à la pression et hyperesthésie au creux épigastrique. L'abdomen est volumineux, mou, relâché, la malade est très constipée, boudin cæcal.

Le foie est gros, difficile à délimiter à cause de l'embonpoint, il est sensible à la pression. Les trois points du foie : le sommet de l'appendice xyphoïde, un point situé à 2 centimètres au-dessous, et le point de la vésicule biliaire sont douloureux à la pression. Le rein droit est mobile ; le cœur est normal et les poumons sains.

Urines claires, quantité 1.800 grammes en vingt-quatre heures, densité 1017, réaction acide, pas d'albumine, pas de sucr

Traitement : première semaine : Grande Grille le matin jeun avec sulfate de soude 7 grammes, Chomel avant le déjeuner et avant le dîner.

Hydrothérapie chaude : une douche-massage tous les deux jours, un bain à 35°5, d'un quart d'heure, ou une douche hépatique à 42° suivie d'une douche ordinaire progressiveme rafraîchie jusqu'à 30°.

Régime : très difficile à instituer dans ce cas. La malac ne digère pas les légumes qui lui augmentent les douleu gastriques et déterminent de la pesanteur d'estomac. Régim des viandes bien cuites, des pâtes alimentaires, de la farin d'avoine, lait, fruits bien mûrs, cuits ou crus, très peu de pai

9 août. — La malade se trouve mieux depuis le commencement de la cure, pas de vomissements, pas de constipatio pas de douleurs d'estomac, bon sommeil alors qu'elle ne dormait pas avant de venir à Vichy.

Traitement de la deuxième semaine. Toujours 100 grammes de Grande Grille au réveil avec 7 grammes de sulfate soude. Chomel 200 grammes avant de déjeuner et Gran Grille, 200 grammes avant le dîner.

Même hydrothérapie, même régime.

17 août. — La deuxième semaine a été bonne, cependa la malade a eu un vomissement avant-hier soir après le dîne Le lendemain la journée a été bonne. La Grande Grille co gestionne la malade et lui enlève de l'appétit, elle sera su primée la semaine suivante et remplacée par l'Hôpital. Pas constipation, bon sommeil.

Traitement de la troisième semaine : suppression de la Gran Grille. Hôpital 100 grammes et Chomel 250 grammes avant déjeuner et avant le dîner.

Même hydrothérapie, même régime.

24 août. — Les eaux de l'Hôpital et de Chomel ont été bi digérées et n'ont pas fatigué la malade qui n'a pas vomi. S appétit est bon. Elle n'est pas constipée, malgré la suppre sion du sulfate de soude. Amélioration de l'état général.

'estomac est bien, peu de douleurs, il ne reste plus que lques douleurs en ceinture. La cure a été excellente. La lade se sent bien soulagée. Les douches-massage ont été faites. Départ dans d'excellentes conditions.

CHAPITRE III

TROISIÈME GROUPE. — *Dyspepsies secondaires.*

Dyspepsie secondaire à l'appendicite chronique;
— — à la hernie épiploïque;
— — aux ptoses;
— — aux fibromes utérins ;
— — aux lithiases;
— — aux affections abdominales génitales;
— — à l'urémie;
— — à l'urinémie ;
— — au rhumatisme.

Dyspepsies secondaires

Les dyspepsies secondaires sont nombreuses. Ce sont des troubles gastriques secondaires à une autre maladie et particulièrement à une maladie de l'abdomen. Cette maladie abdominale cause de la dyspepsie est toujours une maladie chronique. Le retentissement sur l'estomac des maladies aiguës ne saurait s'appeler dyspepsie.

Nous allons énumérer rapidement les dyspepsies secondaires observées le plus souvent.

Il y a deux groupes de dyspepsies secondaires :

1° Les dyspepsies secondaires douloureuses;

2° Les dyspepsies secondaires toxiques.

Le premier groupe comprend les dyspepsies secondaires à l'appendicite chronique, à la hernie épiploïque, aux ptoses, aux lithiases, aux affections abdominales génitales.

Les appendicites chroniques, les typhlites, les colites causent une hyperesthésie du plexus solaire et déterminent des malaises gastriques qui disparaissent avec l'amélioration de la maladie causale.

On reconnaît chez les enfants qu'une appendicite chronique est à la base des troubles gastriques chroniques lorsque l'enfant a des troubles digestifs irréguliers qui suivent les fatigues, lorsque les douleurs d'estomac augmentent en même temps que les fatigues sont plus grandes, lorsque l'enfant pâlit subitement et qu'il a des troubles vaso-moteurs de la face. Lorsqu'un enfant a des accès de pâleurs subites il faut soupçonner une appendicite chronique et chercher promptement s'il n'y a pas quelque zone douloureuse dans la fosse iliaque droite. On trouve alors le point appendiculaire douloureux. Il faut aussi se défier de l'appendicite chronique quand il y a des vomissements à allures irrégulières.

La hernie épiploïque est une hernie de l'épiploon à travers une petite boutonnière sur la ligne blanche. C'est un accident fréquent qui peut être une cause douloureuse de troubles digestifs.

Les dyspepsies secondaires aux ptoses sont fréquemment observées à Vichy. L'entéroptose a été étudiée d'une façon magistrale par le Dr Frantz Glénard de Vichy. C'est à lui qu'on est redevable de la description détaillée et admirablement observée de ce chapitre de la pathologie abdominale.

Il faut signaler la grande fréquence de l'entéroptose et surtout de la néphroptose chez les femmes souffrant de dyspepsie qui viennent faire une cure à Vichy. L'entéroptose est liée très fréquemment à la dyspepsie. Il suffit d'un sujet nerveux prédisposé aux douleurs et aux névralgies pour que des troubles gastriques douloureux apparaissent vite chez un malade dont le rein se déplace.

Entéroptose, neurasthénie et dyspepsie sont souvent associées, et il est difficile de dire laquelle de ces affections est prédominante. Elles marchent de pair; lorsqu'une de ces affections est améliorée les autres le sont aussi.

Les ptoses s'accompagnent de troubles dyspeptiques rappelant les dyspepsies nerveuses.

Certains malades ont naturellement de la tendance à avoir des ptoses. La paroi abdominale est souple et relâchée ; les canaux inguinaux sont distendus ; il peut y avoir des hernies. Les ligaments suspenseurs des organes abdominaux présentent de la laxité. Tout est mou. Le ventre est mou, on plonge le poing dans l'abdomen.

Si on explore méthodiquement cet abdomen, on trouve que la sonorité gastrique descend souvent jusqu'à l'ombilic. Le foie déborde les fausses côtes sans que son volume soit augmenté. En recherchant les reins on les trouve abaissés, mobiles ou flottants. Tantôt c'est le rein droit qui est mobile, tantôt c'est le gauche, quelquefois les deux le sont à la fois, mais le plus souvent c'est le droit. Le rein abaissé plutôt que le rein mobile et flottant provoque tous les symptômes gastriques qui accompagnent l'entéroptose.

Ces symptômes sont ceux de la dyspepsie avec hyperchlorhydrie, constipation, douleurs tardives, amaigrissement et neurasthénie.

La constipation est fréquente. Elle alterne souvent avec la diarrhée. Il suffirait de donner de grands lavages intestinaux pour provoquer l'évacuation de mucus ordinaire ou de mucus concrété ressemblant à des peaux et à des fausses membranes. Le diagnostic d'entérite muco-membraneuse serait immédiatement posé. Les entéroptosiques sont souvent des constipés sans le savoir. Par la palpation méthodique de l'abdomen, par le procédé de glissement on trouve une corde tendue transversalement au-dessus de l'ombilic, c'est le côlon transverse. Souvent on n'obtient que la sensation d'un ganglion. Poursuivant les recherches dans la fosse iliaque droite, essayant de ramener ce que l'on trouve à l'extrémité des doigts, on sent les doigts accrochés par un boudin cæcal. Le cæcum est souvent rempli de matières fécales dures qui y ont séjourné depuis des mois. D'autres matières fécales liquides passent à côté, et le malade ne se croit pas constipé. La pression sur le cæcum est douloureuse. Dans la fosse iliaque gauche on trouve l'anse sigmoïde douloureuse et souvent remplie de matières fécales. Voilà du côté de l'intestin la complication fréquente de l'entéroptose.

Du côté de l'estomac nous trouvons une dyspepsie bien établie. Le plus souvent elle est hyperchlorhydrique. Cette dyspepsie secondaire à la néphroptose pourrait souvent être dénommée dyspepsie neurasthénique hyperchlorhydrique.

La malade, car ce sont des femmes le plus souvent présente des douleurs à la pression au niveau du plexus solaire ou au creux épigastrique en un point situé au milieu de la ligne qui s'étend de l'appendice xyphoïde à l'ombilic. La face antérieure de l'estomac est rarement sensible à la pression. L'estomac est dilaté. Il y a des douleurs tardives. L'hyperchlorhydrie est fréquente, et la muqueuse de l'estomac présente des lésions de gastrite. Une telle malade, atteinte de néphroptose, faisant une cure à Vichy sans que son rein flottant soit soupçonné, se trouvera bien de sa cure ; ce qui prouve l'existence de la lésion de gastrite sur laquelle seule le traitement de Vichy a agi. La situation du rein n'a pas été modifiée par la cure.

Jusqu'à présent nous n'avons envisagé que le cas d'une néphroptose et d'une dyspepsie. Un troisième élément les accompagne souvent, c'est la neurasthénie.

Beaucoup de femmes ont des reins flottants sans le savoir et n'en souffrent pas parce que chez elles l'élément nerveux est peu développé. Leur état nerveux n'entre pas en jeu et ne les fait pas souffrir. Par contre il y a beaucoup d'autres femmes qui souffrent désespérément sans savoir ce qu'elles ont, et qui ne sont que des néphroptosiques, ce sont les nerveuses. Ces dernières deviennent vite neurasthéniques. Elles présentent tous les symptômes de la maladie de Béard, et si le rein mobile n'est pas reconnu il sera difficile d'apporter un soulagement à leur état. Si au contraire on diagnostique vite le rein flottant, et qu'on lui applique le traitement approprié, c'est-à-dire une ceinture-sangle bien faite, ou un corset avec ceinture-sangle abdominale le résultat sera immédiat. Le rein soutenu par une pression de bas en haut sur l'hypogastre ne tirera plus sur les faibles liens qui le retiennent, et ne produira plus de douleurs réflexes irradiées vers les organes et les plexus abdominaux. Alors la malade ne souffre plus, elle engraisse, un coussin adipeux finit par soutenir naturellement le rein, il ne se produit plus de tiraillements, l'état général s'améliore, la neurasthénie et la dyspepsie guérissent.

La cure de Vichy facilite cette guérison en agissant sur la lésion organique gastrique dont nous avons parlé plus haut.

Maintenant qu'est-ce qui a été primitif ? Est-ce la ptose ? Est-ce la névropathie ?

Pour Glénard dans cette affection la ptose est primitive ; pour Mathieu la névropathie est primitive et la ptose secondaire. Presque toutes les femmes qui ont accouché ont des ptoses, et celles qui ne sont pas nerveuses les supportent très bien.

Pour que les ptoses deviennent douloureuses, il faut une hyperesthésie surajoutée, une hyperesthésie du système nerveux abdominal et du plexus solaire. Chez toutes les femmes qui se plaignent de leur néphroptose on trouve de l'hyperesthésie gastrique à la pression.

La dyspepsie consécutive aux fibromes utérins est comparable à la dyspepsie secondaire des ptoses. J'en ai observé trois cas cette année à Vichy. Les symptômes sont les mêmes et la pathogénie doit être aussi la même.

La lithiase biliaire s'accompagne toujours d'accidents gastriques. Dans la crise aiguë de colique hépatique les vomissements sont fréquents. Avec la plus petite colique hépatique on peut observer des troubles dyspeptiques prolongés accompagnés souvent de douleurs tardives.

Deux conditions nécessaires pour qu'il y ait des douleurs tardives sont réalisées : hypersécrétion gastrique et augmentation de la sensibilité. Pour M. Hayem il y a toujours de l'hyperacidité dans la colique hépatique. Il y a aussi une augmentation de la sensibilité du plexus solaire.

« Senac, médecin consultant à Vichy, remarqua que la lithiase biliaire produisait des accidents douloureux très intenses du côté de l'épigastre sans répercussion apparente du côté du foie, et il établit une relation intime entre les crampes d'estomac et la cholélithiase. » (Dr J. Cornillon. *Clinique thermale de Vichy.*)

Les affections abdominales génitales chez la femme provoquent souvent des douleurs locales très vives et le plexus solaire devient sensible. La menstruation provoque souvent des douleurs tardives. Elle cause de l'hyperacidité comme la lithiase biliaire.

Le deuxième groupe comprend les dyspepsies secondaires toxiques, celles provoquées par l'urémie (défaut de fonctionnement des reins) et celles provoquées par l'urinémie (défaut de fonctionnement de la vessie).

Il y a des urémies latentes qui se traduisent par des troubles dyspeptiques. Le malade vomit souvent, presque tous les jours et ses urines ne contiennent presque pas d'albumine. C'est le cas du rein scléreux avec vomissements incoercibles.

CHAPITRE IV

Traitement thermal des dyspepsies

Toutes les dyspepsies sont justiciables du traitement thermal de Vichy. Je veux bien en excepter momentanément les dyspepsies liées à la tuberculose et au tabes. Certains neurasthéniques, difficiles à traiter, ont été sur le point de faire exception à la règle, mais finalement leur dyspepsie qui paraissait rebelle à tout traitement s'est subitement améliorée vers le quinzième jour de la cure. A la fin du traitement ces malades partaient de la station très améliorés, et pleins d'espoir, alors qu'ils étaient désespérés auparavant.

Il y a plusieurs cas à envisager pour le traitement thermal des dyspeptiques.

Les gastrites chroniques, fréquemment accompagnées de gros foie, sont très faciles à améliorer et à guérir.

Parmi les dyspeptiques nerveux, il faut faire des distinctions. Les grands nerveux (ce sont surtout des femmes), sont souvent très difficiles à soulager. L'isolement plus ou moins sévère leur convient bien. Ils ont besoin d'être séparés de leur entourage habituel et de ne voir que leur médecin ou des personnes étrangères.

Pour d'autres nerveux, il est bon de changer les sources pendant le traitement. Telle source qui semblerait leur convenir ne leur procure aucun soulagement, alors qu'une autre moins appropriée en apparence à leur santé, les soulage immédiatement.

D'autres nerveux souffrent pendant la cure parce qu'ils font des écarts de régime. Ils savent qu'un aliment leur fera mal, mais ils le mangent quand même. Le traitement thermal aura cependant raison de ces incorrigibles et après une ou plusieurs saisons thermales ils se composeront un *modus vivendi* acceptable avec leur estomac et resteront en assez bonne intelligence avec lui.

Il faut distinguer deux cas chez les dyspeptiques, celui dans lequel il y a prédominance de la gastrite sur l'élément nerveux, et celui dans lequel l'élément névropathique est prédominant sur la lésion organique. Le premier cas est facile à guérir, le second cas demande plus de persévérance.

Quand un dyspeptique souffre il y a toujours une lésion organique, mais cette lésion peut être très légère. Il n'y a qu'une lésion qui puisse être douloureuse, mais la douleur est en raison directe de l'élément névropathique.

L'hypersécrétion, l'hyperchlorhydrie sont fonction du tempérament et non fonction de la douleur.

Pour tous les auteurs les alcalins jouent un rôle prédominant dans le traitement des dyspepsies. L'alcalin par excellence, c'est l'eau de Vichy. C'est l'alcalin à l'état naissant. Son action physiologique est renforcée. Les eaux de Vichy agissent mieux et plus rapidement que les médicaments alcalins.

Le traitement thermal de Vichy dans les dyspepsies a une action locale et une action générale. Localement l'eau de Vichy décape la muqueuse de l'estomac et la débarrasse de tous les enduits et mucosités sécrétés par l'organe malade. L'eau de Vichy chaude prise à jeun fait un véritable lavage alcalin de l'estomac. Elle baigne les cellules de la muqueuse gastrique. Elle diminue l'acidité du milieu gastrique.

L'action générale du traitement thermal consiste à régulariser l'assimilation et les échanges nutritifs. Elle favorise le métabolisme alimentaire.

Pour le traitement d'une dyspepsie il est impossible de dire *a priori* avec certitude quelle sera la source qui conviendra le mieux. Tel dyspeptique ne supporte pas l'eau de la source de l'Hôpital, qui se trouvera très bien de l'eau de la Grande Grille. Tel autre ne supportant ni l'eau de la Grande Grille, ni celle du puits Chomel, acceptera volontiers l'eau de la source de l'Hôpital.

Cependant certaines eaux sont en général mieux supportées que d'autres, par toute une catégorie de dyspeptiques. Le Dr Salignat, dans le *Bulletin général de thérapeutique* du 23 septembre 1909, reconnaît à l'eau de Chomel une action sédative de la douleur et modificatrice de la motricité et de la sécrétion. Il recommande les petites doses de Chomel prises régulièrement de deux heures en deux heures dans la journée. Je suis entièrement de son avis, et je n'ai qu'à me louer de cette pratique qui m'a le plus souvent donné les meilleurs résultats dans le cas de douleurs tardives. Il y a cependant des exceptions, et tel malade qui aurait dû se trouver très bien des petites doses de Chomel répétées toutes les deux heures, n'éprouve de soulagement qu'à la source de l'Hôpital.

Pour le Dr Salignat, la chlorhydrie est abaissée passagèrement, que les malades soient hyperchlorhydriques ou de sécrétion normale, et Chomel diminue la sécrétion chez les hypersécréteurs.

L'eau de la source de l'Hôpital est très alcalinisante. Elle convient aux dyspeptiques, profondément arthritiques, chez lesquels l'acidité humorale est très marquée. Il y a des dyspeptiques dont l'urine devient neutre ou alcaline dès les premiers jours de la cure, d'autres au contraire qui gardent les urines acides pendant tout le traitement.

C'est à ces derniers que l'eau de la source de l'Hôpital convient particulièrement.

D'une manière générale toutes les eaux de Vichy conviennent aux hypopeptiques, et prises à petites doses avant les repas, les eaux des différentes sources excitent la sécrétion gastrique. C'est pourquoi nous voyons successivement vantées dans ce but spécial l'eau hyperthermale de Chomel, l'eau de l'Hôpital, et celle de la Grande Grille.

La Grande Grille convient particulièrement aux gastrites chroniques avec gros foie. L'action physiologique élective de cette source sur le foie la fait recommander aux dyspeptiques hépatiques.

En administrant de l'eau de Vichy on ne peut pas agir exclusivement sur un organe lésé. Telle source n'agit pas uniquement sur l'estomac, telle autre uniquement sur le foie ; l'action physiologique de chacune des sources est complexe, et l'eau de Vichy quelle qu'en soit la source agit à la fois sur l'estomac, le foie, l'intestin et sur la nutrition, dans des proportions variables suivant les tempéraments.

Le traitement de Vichy dans la gastrite chronique est à la fois palliatif de la douleur et curatif de la lésion.

La douleur augmente l'irritabilité gastrique et entretient la lésion de la muqueuse.

Pour qu'un organe guérisse il faut qu'il soit mis au repos, qu'il ne souffre pas et puisse réparer ainsi la perte de ses tissus. La gastrite chronique sera guérie par la cure d'eau de boisson, par le repos de l'estomac et par le régime. Le bicarbonate de soude et l'eau de Vichy sont des médicaments merveilleux pour le traitement des gastrites chroniques et des dyspepsies.

L'eau de Vichy vaut mieux qu'une solution de bicarbonate de soude. Dans le cas des douleurs tardives on donne habituellement en dehors de Vichy au moment des crises une solution de bicarbonate de soude de 5 à 10 pour 1.000, prise par 50 grammes de temps en temps.

L'eau de Vichy qui contient environ 5 grammes de bicarbonate de soude pour 1.000, bue aux sources à l'heure où les douleurs tardives apparaissent remplit plus efficacement le même but. Elle calme les douleurs et elle fait autre chose encore. Son action ne s'arrête pas à une action locale sur l'estomac, l'eau est digérée, absorbée, elle passe dans le torrent circulatoire et va porter son action vitale jusqu'à la cellule la plus éloignée et la moins accessible. Elle pénètre dans l'intimité des tissus par l'intermédiaire du sang. Cette cellule entre en contact avec les constituants vitaux de l'eau et subit une modification au contact de cette source d'énergie qui excite les phénomènes d'échange et favorise une désintoxication rapide de l'organisme, qui s'était auto-intoxiqué depuis longtemps. Quelquefois la source d'énergie, la force vitale est trop forte et devient nuisible à l'élément cellulaire. Il importe au médecin de suivre journellement l'action de l'eau sur ses malades et de diriger vers la guérison les énergies de ce fluide vital contenues dans les eaux.

L'eau de Vichy agit d'abord sur l'estomac qu'elle nettoie, déterge, baigne. En neutralisant l'acidité, elle calme l'hyperesthésie par l'acide carbonique naissant et contribue en somme à mettre l'organe au repos. C'est ce qu'on doit rechercher tout d'abord pour guérir la gastrite.

L'eau de Vichy modifie la circulation de l'estomac et par là elle agit sur les lésions de la gastrite chronique, elle dilate les capillaires, hyperémie momentanément la muqueuse et y apporte un flux de sang, qui favorise la guérison. Elle facilite la circulation, elle repose le cœur en diminuant la résistance périphérique. Elle ouvre le cœur périphérique et diminue l'effort du cœur central.

Au contact de l'acidité gastrique l'eau de Vichy dégage du gaz carbonique et il se forme sur la muqueuse gastrique ce que nous voyons se passer sur la peau dans les bains carbo-gazeux. De fines bulles de gaz carbonique se déposent sur la muqueuse et l'hyperémient en l'excitant, comme l'acide carbonique hyperémie la peau. Avec cette circulation plus intense et plus active le travail réparateur de la lésion gastrique est facilité et accru.

Dans le traitement thermal de la gastrite chronique ou de la dyspepsie nerveuse quelles sont les indications qu'il y a à remplir? Les indications sont au nombre de trois : rappeler l'appétit, favoriser la digestion et calmer les troubles nerveux, sécrétoires et moteurs. Nous arriverons à ce résultat par la cure des eaux de boisson, par l'hydrothérapie et par le régime.

Cure des eaux de boissons. Quelles sources faut-il ordonner? Quelles quantités faut-il prescrire?

Quand il s'agit d'ordonner une source à un dyspeptique, il faut établir d'abord le diagnostic précis de l'affection, et s'enquérir du tempérament du malade, savoir s'il est congestif, cholémique ou nerveux. Il faut aussi faire le diagnostic d'hyper ou d'hypochlorhydrie.

La cure de boisson pourra commencer soit à la source de l'Hôpital, soit à Chomel suivant le diagnostic préalablement établi ou les indications particulières d'âge, de tempérament, d'état de santé générale, de faiblesse, d'intoxication ou d'anémie, suivant l'état du cœur, des vaisseaux et des reins (artério-sclérose, sclérose cardio-rénale).

Les malades congestifs qui ont aisément des vertiges, se trouveront bien de l'eau de Chomel.

Pour les malades atteints de gastrite chronique avec gros foie, ceux qu'on peut appeler les véritables gastro-hépatiques, l'eau de la Grande Grille est particulièrement indiquée.

L'eau froide des Célestins peut convenir à certains hypopeptiques mais il est bon de faire boire une eau minérale chaude (Hôpital ou Chomel) une demi-heure après l'eau des Célestins pour faire passer l'eau froide. L'eau des Célestins a de nombreuses indications pour les affections autres que les dyspepsies.

L'eau de l'Hôpital convient particulièrement aux hypochlorhydriques et l'eau de Chomel aux hyperchlorhydriques. Toutefois cette règle souffre des exceptions fréquentes.

Il y a tant d'inconnues qui entrent dans une cure d'eaux minérales. Il faut tenir compte sans aucun doute de l'état atmosphérique, de la température, de l'état hygrométrique, de la tension électrique de l'air. Ces facteurs passent inaperçus, mais ils ont leur importance.

L'acidité humorale et par suite l'acidité urinaire augmente avec la température. Lorsque à Vichy il y a en plein été de longues périodes chaudes de quinze jours ou un mois sans pluie, les analyses d'urines révèlent une acidité très forte et dès que les pluies reviennent l'acidité urinaire diminue.

Les dyspeptiques très arthritiques dont l'acidité humorale ne se modifie pas par la cure alcaline, devront boire surtout de l'eau de l'Hôpital. Une bonne pratique pour rendre rapidement alcalines les urines qui se maintiennent acides est de faire prendre un ou deux petits lavements de 250 grammes d'eau de l'Hôpital. L'acidité des urines diminue rapidement, et elles deviennent neutres ou alcalines. La sensation de chaleur éprouvée à l'émission des urines acides disparaît.

Lorsque la peau fonctionne mal, et cela se rencontre chez certains dyspeptiques, il est bon d'ordonner de la Grande Grille.

Aux malades qui ont du retard dans le transit stomacal alimentaire, il est recommandé de boire de l'eau de Chomel trois quarts d'heure à une heure après les repas. L'eau de l'Hôpital peut être donnée dans les mêmes conditions aux malades ayant une hypersécrétion chlorhydrique provoquée par les repas.

La quantité d'eau à prescrire est excessivement variable. Le Dr J. Cornillon dans sa *Clinique thermale de Vichy* préconise les petites doses : « Toutes choses égales d'ailleurs, écrit-il, les doses d'eau minérale à employer dans la dyspepsie doivent être constamment peu élevées, que son origine soit récente ou ancienne. Elles doivent l'être d'autant moins que les troubles sensoriels et digestifs sont plus accusés et plus aigus. »

Ces remarques sont fort justes, et il importe souvent de donner de petites doses d'eau, surtout à certains nerveux neurasthéniques.

Toutefois les doses moyennes de 500 grammes à 600 grammes et les doses fortes de 800 grammes à 1.000 grammes seront avantageusement prescrites aux dyspeptiques qui pourront les supporter. Ceux-là seront sûrs de retirer tous les avantages possibles de leur cure. Si un dyspeptique ne peut supporter que de faibles doses d'eau pendant une première cure à Vichy, le médecin doit s'efforcer à amener progressivement son malade à supporter des doses moyennes et des doses fortes pendant les cures suivantes. Ce n'est que lorsque le malade pourra supporter d'assez fortes doses d'eau minérale, 600 à 800 grammes, que le médecin sera sûr d'agir efficacement pour la guérison radicale de la dyspepsie qu'il aura attaquée dans sa génèse (tempérament ou maladie de la nutrition).

La manière de donner les eaux minérales varie aussi. Elles se prescrivent à jeun ou après le petit déjeuner du matin. Dans ma pratique je recommande de prendre toujours le petit déjeuner. Certains dyspeptiques se plaignent de faiblesse et de lassitude qu'ils attribuent à la cure. Ils ont raison jusqu'à un certain point, mais la privation du petit déjeuner auquel ils sont habitués est le plus souvent la cause de cette faiblesse et de cette lassitude.

On prescrit ensuite généralement les eaux minérales avant le déjeuner de midi et avant le dîner. Quelquefois on recommande d'en prendre trois quarts d'heure à une heure après les repas. Quelquefois aussi on ordonne de petites doses toutes les deux heures pendant la journée. Ces petites doses sont progressivement augmentées pendant le cours du traitement.

L'hydrothérapie des dyspeptiques varie suivant les malades. D'une manière générale le bain fatigue plus que la douche. Cette dernière est plus tonique ; elle augmente le tonus musculaire des muscles de la vie de relation, et aussi celui des fibres lisses des organes internes. En général je prescris un ou deux bains par semaine, et les autres jours des douches. Souvent aussi je ne prescris que des douches.

Le bain sera pris à la température de 35° ou 35°5 en moyenne ; sa durée sera de quinze à vingt-cinq minutes. Il a de nombreux avantages. C'est un bain alcalin minéralisé à moitié ou au tiers d'eau minérale. Un bain minéralisé avec moitié eau minérale contient 750 grammes de bicarbonate de soude. Il agit sur la peau, la nettoie, la décape, la débarrasse aisément des graisses et matières séborrhéiques qui obstruent les orifices des glandes. Après quelques bains la peau fonctionne mieux, les échanges qui s'y passent sont augmentés. Un malade du poids de 75 kilogrammes perd 200 grammes de poids pendant un bain minéralisé alcalin d'une demi-heure, sans avoir uriné dans le bain bien entendu.

Le bain tiède minéralisé un peu prolongé est sédatif. Aux dyspeptiques que les bains fatiguent il ne faudra en prescrire que quelques-uns au commencement de la cure pour faire fonctionner la peau. Il faudra ensuite avoir recours aux douches.

Les douches froides seront avantageusement prescrites à ceux qui pourront les supporter. Mais dans ma pratique j'ai observé que la douche tiède était mieux acceptée et mieux tolérée. Les résultats que j'en ai obtenus chez la majorité des dyspeptiques ont été excellents. Aux congestifs, aux personnes âgées je ne prescris la douche tiède que sur les membres inférieurs jusqu'à la ceinture et légèrement sur le thorax en arrière. Les dyspeptiques cardiaques chez lesquels la lésion est bien compensée supportent aisément la douche tiède en jet très brisé sur les membres inférieurs. Les dyspeptiques hépatiques avec gros foie se trouvent bien de la douche locale hépatique très chaude suivie d'une douche générale progressivement refroidie sur tout le corps et terminée par un jet très chaud sur les jambes et les pieds.

Il est bon d'ordonner des douches locales chaudes sur le foie, l'estomac, les reins, la rate si les dyspeptiques souffrent particulièrement dans ces régions.

Toutes les variétés de douches peuvent être utilisées suivant les malades.

La douche chaude abdominale sous-marine en piscine donne de bons résultats chez les dyspeptiques qui ont de la constipation spasmodique. En baignoire elle réchauffe trop rapidement l'eau du bain.

Vers la fin du traitement on pourra utiliser chez les dyspeptiques atoniques la douche-massage pour développer le tonus musculaire de tout l'organisme.

Les bains de vapeurs m'ont donné de bons résultats chez les dyspeptiques très hyperchlorhydriques avec douleurs excessivement vives à l'estomac.

Régime. — Le régime est très important dans le traitement des dyspepsies. Il vient au secours de la cure de Vichy qui seule pourrait être insuffisante dans certains cas pour obtenir la guérison. La cure met les malades en état de guérir ; elle amorce la guérison, elle la prépare. C'est au malade qu'il appartient ensuite d'achever cette guérison en suivant longtemps le régime qui lui a été prescrit. Les malades ont appris à se soigner pendant leur cure, ils ont en mains tous les éléments pour guérir, c'est à eux de continuer à les utiliser.

Dans les cas de gastrite alcoolique le régime lacté pendant deux ou trois jours, l'abstention des boissons alcooliques ensuite, un régime fade, non épicé, non acide, des pâtes alimentaires, des légumes et des viandes bien cuites, du lait aux repas, des fruits bien mûrs et des infusions chaudes produisent des effets merveilleux pendant le traitement de Vichy.

Avec l'eau prise aux sources, l'hydrothérapie et le régime on voit les gros foies de la gastrite chronique diminuer à vue d'œil. Le malade élimine ses toxines par les urines, par la peau, par l'intestin, par les poumons. Il se désintoxique vite et à mesure que la désintoxication s'accentue, le malade est envahi par un état d'euphorie inconnu auparavant.

Les régimes des hyperchlorhydriques et des hypochlorhydriques sont aussi importants. Ils sont à Vichy ce qu'ils sont partout et les médecins qui s'occupent de diététique les ont formulés maintes fois.

Il faut aux hyperchlorhydriques une alimentation qui n'excite pas la sécrétion gastrique. Tout d'abord on doit leur supprimer le sel. Le lait est l'aliment qui excite le moins la sécrétion de l'estomac. Il leur faut une nourriture fade, sans épices, ni sel, ni poivre, ni vinaigre, ni moutarde, ni condiments. Les crudités et les aliments gras indigestes leur seront interdits. Leur alimentation devra-t-elle être végétarienne ou carnée ? Les avis sont partagés. La viande est mieux digérée, mais elle excite la sécrétion chlorhydrique ; les légumes sont moins bien digérés mais ils excitent moins l'estomac. Je suis plutôt partisan du régime végétarien non exclusif, légumes verts bien cuits passés en purées et des pâtes alimentaires chez les hyperchlorhydriques. Les œufs, le lait, les farines de céréales bien cuites doivent constituer la base du régime de ces malades. Je ne leur interdis pas d'une façon absolue les viandes, mais je recommande de les bien cuire, d'en manger le moins possible, d'écarter les sauces des rôtis, et de s'abstenir des viandes noires (lièvre, chevreuil, sanglier).

Les hypochlorhydriques ont en général peu d'appétit. Le régime devra se composer d'aliments faciles à digérer, et d'un goût sapide pour favoriser la sécrétion réflexe, salivaire et gastrique. Tout ce qui excite l'appétit et qui est de digesiion facile pourra leur être permis. Ils pourront avec plus d'avantages que les hyperchlorhydriques suivre les caprices de leur appétit. Le sel ne leur sera pas interdit. L'alimentation sera moins fade. Il faut leur recommander les aliments très nourrissants sous un petit volume et fournissant le moins de toxines possible. Ils pourront user d'un régime plus carné que les hyperchlorhydriques. Les viandes devront être bien cuites. Les hypochlorhydriques *sont souvent* maigres, ils ont besoin de prendre de l'embonpoint. Un dyspeptique maigre qui engraisse est un dyspeptique à moitié guéri.

TABLE DES MATIÈRES

Pages

MAYENNE, IMPRIMERIE CHARLES COLIN

www.ingramcontent.com/pod-product-compliance
Ingram Content Group UK Ltd.
Pitfield, Milton Keynes, MK11 3LW, UK
UKHW020952180726
13838UKWH00003B/1270